Vitaminas, Minerales y Más

Fuentes alimenticias, funciones del cuerpo y deficiencias (síntomas)

por
Michelle J. Bever

Traducido por
Claudia R Barrett

Por favor, no se olvide de dejar una reseña si
este libro lo ha ayudado a aprender cómo los
alimentos pueden conducir a un cuerpo y
mente más saludables.

Su opinión es muy apreciada.   Es mi esperanza
ver este libro en los sistemas escolares. Su
reseña puede ayudar a que eso suceda!

Gracias!

DEDICATORIA

Este libro está dedicado a quienes desean aprender más sobre lo que sucede dentro de su cuerpo, están interesados en hacer cambios saludables y simplemente desean sentirse mejor. Mi intención es que este libro sea fácil de leer y comprender tanto para niños como para adultos. Muchos libros de hoy están sobrecargados de comentarios que parece que han pasado días antes de que lleguemos a la parte por la que compramos el libro. Disfruta la simplicidad!

CONTENIDO

Esto es solo un ejemplo de asociación de alimentos para saber qué   vitamina está en ese grupo.

EXPRESIONES DE AGRADECIMIENTO

Me gustaría agradecer a Dios y a todos los que han tenido fe en mí para terminar lo que comencé y hacer llegar esta información al público.

A diario una manzana es cosa sana.

1
APRENDIENDO CÓMO

Este libro está lleno de vitaminas, minerales, oligoelementos, sales celulares, proteínas y carbohidratos, y mi trabajo es ayudarlo a aprender a ayudarse a sí mismo.

Esto lo aprendí cuando era madre soltera y tenía que hacer mi presupuesto por cada dólar que ganaba. En una ocasión, había comprado una vitamina C de alta potencia, que también contenía otras vitaminas, pero todo lo que vi fue vitamina C de alta potencia. Más adelante fui a la tienda y compré una vitamina C de alta potencia que costaba menos y no tenía las vitaminas extras. Una semana después de que mi hijo tomara esta vitamina C de alta potencia, pero de bajo costo, noté que su comportamiento había comenzado a cambiar de forma negativa.

Esto es lo que me llevó a investigar para descubrir la función de cada vitamina adicional en la vitamina C de alta potencia, pero de alto costo. Obtuve fondos para hacer una investigación y después de mucha dedicación pude separar cada elemento junto con los alimentos que podíamos comer para obtener más de esa vitamina en nuestro sistema, en qué funciones ayudaba al cuerpo y cómo se expresa nuestro cuerpo cuando no hay suficiente. La manera en que tu cuerpo se expresa se conoce como un síntoma.

Nuestros alimentos están siendo sobre procesados, carecen de nutrientes, están cargados de   hormonas y, a veces, simplemente no comemos lo que nuestro cuerpo necesita.

La combinación de comer los alimentos correctos y tomar lo que se muestra bajo ese síntoma es una gran manera de hacer cambios productivos saludables.

FUENTES: estos son los alimentos que necesitas comer   para obtener esas vitaminas, minerales, sales celulares, oligoelementos, proteínas, carbohidratos, en particular.

FUNCIONES: Esto es lo que hace el cuerpo cuando funciona correctamente sin síntomas.

DEFICIENCIAS: Así es como tu cuerpo expresa lo mal que se siente porque no tiene lo que necesita para funcionar correctamente.

Te desafío a leer este libro y anotar tus síntomas. Posiblemente notarás que los mismos síntomas pueden estar bajo diferentes vitaminas, minerales, etc.   Haz una lista de las vitaminas, minerales, etc. que están asociados con esos síntomas. Después de eso es fácil hacer una lista de compras.

Siempre consulte a un médico que respete cuando vaya a comenzar algo nuevo.   Solicite que se le haga una prueba de sus niveles de vitaminas en su cuerpo y hable sobre sus síntomas. Recuerde que el cuerpo de cada persona es diferente y puede necesitar más o menos que otra persona. Comer los alimentos adecuados es un comienzo ... ¡Tomar lo que necesita es una ventaja!

2

VITAMINAS

VITAMINA C

FUENTES
frutas frescas
brócoli
melón cantalup
fresas
fruta cítrica
repollo
vegetales
papas
chícharos
pimiento verde
espinacas

FUNCIONES
formación de colágeno
conservación de yodo
ayuda a sanar los huesos rotos
formación de dientes
formación de glóbulos rojos
resistencia a infecciones
absorción de hierro

síntesis de corticosteroides

DEFICIENCIAS
sangrado de las encías
hemorragias nasales
moretones con facilidad
caries dentales
dificultad para respirar
anorexia
baja resistencia a infecciones
fatiga
irritabilidad
dolor en las articulaciones
dolor muscular
lesiones de la piel
articulaciones inflamadas
escorbuto
degeneración de la piel

VITAMINA B

FUENTES
carnes
pescado
aves de corral
cerdo
arroz integral
melaza
nueces

levadura
germen de trigo
granos enteros
granos enriquecidos
hígado
frijoles secos
anacardos
semillas de girasol

FUNCIONES
metabolismo de carbohidratos y proteínas
producción de energía grasa
mantenimiento del sistema nervioso central
buen tono muscular
buen apetito

DEFICIENCIAS
debilidad
pérdida de apetito
estreñimiento
dificultad para respirar
fatiga
irritabilidad
pérdida de memoria
dolor del miocardio
nerviosismo
entumecimiento de las manos
sensibilidad al dolor
sensibilidad al ruido
ataxia

entumecimiento de los pies
cambios de humor
insuficiencia cardíaca
retención de agua
beriberi
depresión

VITAMINA B2

FUENTES
carnes
pescado
aves de corral
leche
levadura
huevos
fruta
vegetales de hoja verde
nueces
granos enteros

FUNCIONES
formación de anticuerpos y glóbulos rojos
producción de energía
epitelial
mantenimiento del tejido mucosal
metabolismo de los carbohidratos
metabolismo de la grasa

DEFICIENCIAS

cataratas
queilosis (grietas en las esquinas de la boca)
mareos
fatiga
comezón en los ojos
ojos irritados
sensibilidad a la luz
piel grasosa
crecimiento retardado
enrojecimiento y dolor de lengua

VITAMINA B6 (PIRIDOXINA)

FUENTES
semillas de girasol
plátanos
carnes
aves de corral
levadura de cerveza de pescado
hígado desecado
pasitas
granos enteros
frijoles secos
arroz integral
jugo de tomate
cacahuates
germen de trigo
lentejas

aguacates
melaza
nueces

FUNCIÓN
formación de anticuerpos
digestión
síntesis de ADN y ARN
metabolismo de la grasa
metabolismo de las proteínas
producción de hemoglobina
balance de sodio
balance de potasio
sistema nervioso central
conversión de triptófano a niacina

DEFICIENCIAS
seborrea
dermatitis
artritis
acné
glositis
queilitis angular
convulsiones
depresión y mareos en bebés
perdida de cabello
irritabilidad
dificultades de aprendizaje
ataxia
debilidad

lesiones de la piel
pérdida de peso

ÁCIDO FÓLICO

FUENTES
hígado
espárragos
frutas cítricas
huevos
vísceras
granos enteros
germen de trigo
pastinacas
melón cantalup
habas
col rizada
espinacas
chícharos, o guisantes verdes
hojas de nabo
lentejas
betabel o remolacha
vegetales de hoja verde
productos lácteos
mariscos
cacahuates
frijol de cabecita negra
frijoles pintos
garbanzos

brócoli

FUNCIONES
formación de glóbulos rojos y blancos
maduración de glóbulos rojos y blancos
formación de ADN y ARN

DEFICIENCIAS
anemia megaloblástica macrocítica (glóbulos
rojos grandes)
fatiga
debilidad
desmayo
palidez
problemas digestivos
cabello gris o cano
problemas de crecimiento
insomnio
inflamación de la lengua
deterioro de la memoria
trastornos gastrointestinales
crecimiento deficiente

VITAMINA B12

FUENTES
carne de res
huevos

productos lácteos
pescado
cordero
queso
carne de cerdo
vísceras

FUNCIONES
maduración de glóbulos rojos
absorción de hierro
metabolismo celular
crecimiento de los tejidos
metabolismo de nutrientes
mantenimiento de las células nerviosas
longevidad celular
formación de myelin

DEFICIENCIAS
fatiga
problemas para caminar
deterioro de la memoria
problemas del habla
depresión mental
glositis
confusión mental
dolor de cabeza
nerviosismo
anemia perniciosa
disminución en la respuesta refleja
pérdida de peso

sistema nervioso

VITAMINA B3 (NIACIN)

FUENTES
huevos
carnes magras
productos lácteos
vísceras
cacahuates o maní
aves de corral
mariscos
granos enteros
hígado
salvado o bran
pescado

FUNCIONES
reducción del nivel de colesterol
producción de hormonas sexuales
metabolismo de hidratos de carbono
proteína de síntesis de glucógeno
ayuda a la digestión de la grasa
normaliza el apetito

DEFICIENCIAS
diarrea
aftas bucales

dolores de cabeza
depresión
fatiga
indigestión
pérdida de apetito
halitosis
insomnio
debilidad muscular
náuseas
erupciones cutáneas
deterioro de la memoria
trastornos nerviosos
pelagra
ansiedad
úlceras gástricas

BIOTIN

FUENTES
yemas de huevo
legumbres
levadura
vísceras
granos enteros
leche
mariscos
vegetales

FUNCIONES
crecimiento celular
síntesis de ácidos grasos
metabolismo de carbohidratos
metabolismo de las grasas
metabolismo de la proteína
uso de vitamina B
producción de energía

DEFICIENCIAS
depresión
anemia
insomnio
piel seca
glositis
anorexia
dolor muscular

ÁCIDO PANTOTÉNICO

FUENTES
huevos
legumbres
hongos
vísceras
salmón
germen de trigo
granos enteros

vegetales frescos
levadura

FUNCIONES
formación de anticuerpos
producción de cortisona
metabolismo de carbohidratos
estimulación del crecimiento
metabolismo de las grasas
tolerancia al estrés
metabolismo de las proteínas
síntesis del colesterol

DEFICIENCIAS
diarrea
eczema
pérdida del cabello
calambres musculares
nerviosismo
envejecimiento prematuro
infecciones respiratorias
fatiga
entumecimiento

VITAMINA   A

FUENTES
hígado
melón cantalup

zanahorias
hígado
patatas dulces, o camotes
calabaza de invierno
pescado
frutas verdes
frutas amarillas
productos lácteos
vegetales verdes
vegetales amarillos
albaricoques
brocoli
duraznos

FUNCIONES

reparación del tejido corporal
resistencia a infecciones
mantenimiento del tejido corporal
crecimiento óseo
desarrollo del sistema nervioso
metabolismo de la membrana celular
síntesis de ARN
estructura de la membrana celular
producción púrpura visual (visión nocturna)
formación de piel
formación de membranas mucosas
formación de huesos
formación de dientes

DEFICIENCIAS

alergias
pérdida del apetito
cabello seco
fatiga
infecciones del oído
infecciones de la boca
infecciones de las glándulas salivales
comezón en los ojos
ojos irritados
pérdida del olfato
ceguera nocturna
piel áspera
problemas sinusales
crecimiento deficiente
piel seca
piel escamosa
ablandamiento del esmalte dental

VITAMINA D

FUENTES
leche enriquecida
harina de hueso
yemas de huevo
vísceras
mantequilla
aceite de hígado de bacalao
pescado grasoso

FUNCIONES
es necesaria para la absorción y el uso del calcio
depósitos minerales en los huesos
es necesaria para la absorción de fósforo y el
uso de depósitos minerales en los dientes
regulación del nivel del suero de calcio

DEFICIENCIAS
sensación de ardor en la boca
diarrea
sensación de ardor en la garganta
insomnio
nerviosismo
deformación ósea en los niños
miopía
ablanda los huesos
ablandamiento de los dientes
deformación ósea en los bebés
osteomalacia en adultos (huesos ablandados)
espasmos musculares
deficiencia de calcio

VITAMINA E

FUENTES
mantequilla
ark vegetales verdes
huevos

frutas
vísceras
nueces
aceites vegetales
granos enteros
cacahuates o maní
grasas
margarina
semillas

FUNCIONES
permite que la vitamina A funcione
protección de la membrana celular
prevención de hemólisis RBC
mantenimiento de la potencia sexual
mantenimiento de la fertilidad sexual
evita el daño celular debido al exceso de
oxígeno

DEFICIENCIAS
edema en bebés
anemia en bebés prematuros
lesiones cutáneas en bebés
hemólisis de glóbulos rojos
perturbación muscular
cabello seco
alteraciones nerviosas en malabsorción severa
cabello sin brillo
perdida de cabello

VITAMINA K

FUENTES
vegetales de hoja verde
aceite de cártamo
hígado
yogur
melaza

FUNCIONES
síntesis de protrombina hepática
síntesis de otros factores de coagulación

DEFICIENCIAS
tendencias hemorrágicas
aborto espontáneo
hemorragias nasales

3

MINERALES

CALCIO

FUENTES
harina de hueso
queso
leche
melaza
yogur
granos enteros
nueces
legumbres
vegetales de hoja
pescado

FUNCIONES
coagulación de la sangre
regulación del ritmo cardíaco
formación de huesos
estructura de membrana celular
formación de dientes
funcionamiento de membrana celular
desarrollo muscular
transmisión de impulsos nerviosos

contracción muscular

DEFICIENCIAS
parestesias
calambres musculares
palpitaciones del corazón
tetania
irritabilidad
insomnio
signo de Trousseau
caries dental
deformación ósea
ablandamiento de los huesos
osteoporosis
retraso en el crecimiento

CLORURO

FUENTES
frutas
vegetales
sal de mesa

FUNCIONES
mantenimiento de fluidos
mantenimiento de electrolitos
mantenimiento de base ácida
mantenimiento osmótico

equilibrio de presión

DEFICIENCIAS
alcalosis titopocérmica

MAGNESIO

FUENTES
vegetales de hoja verde
nueces
mariscos
cacao
granos enteros
cereales de salvado
frijol de cabecita negra
espinacas
hojas de remolacha
brócoli
aves de corral
ostras
cangrejo
pescado

FUNCIONES
equilibrio ácido básico
relajación muscular
metabolismo del calcio en los huesos
respiración celular

metabolismo del fósforo en los huesos
transmisión de impulsos nerviosos
función del músculo cardíaco
mantenimiento del músculo cardíaco

DEFICIENCIAS
confusión
desorientación
fácilmente excitado
enfado
nerviosismo
irritabilidad
pulso rápido
temblores
pérdida de control muscular
disfunción neuromuscular
falta de crecimiento
trastornos del comportamiento
espasmos

ZINC

FUENTES
ostras
ternera
cangrejo
hígado
carne de cerdo
carne de res

frijol de cabecita negra
lentejas
cangrejo
garbanzos
pavo
cordero
camarón
langosta
pollo (carne oscura)
granos enteros
hongos
mariscos
frijoles de soya
espinacas

FUNCIONES
sustancia necesaria para producir varias
enzimas e insulina
glándula prostática
digestión de carbohidratos
crecimiento de órganos reproductivos
metabolismo
gusto y olfato
desarrollo de órganos reproductivos

DEFICIENCIAS
falla reproductiva
retraso en la cicatrización de heridas
crecimiento retardado
desarrollo sexual retardado

gusto disminuido
pérdida del apetito
depresión
cambios en la piel
disminución de la respuesta inmune
retraso en la maduración sexual
fatiga
pérdida del olfato y gusto
tardanza en sanar las heridas

FÓSFORO

FUENTES
leche y productos lácteos
yogur
pescado
carne
hígado
queso cottage
aves de corral
huevos
frijoles secos
guisantes secos
queso amarillo

FUNCIONES
formación de huesos
producción de energía

funciones renales
metabolismo del crecimiento celular   y
contracción miocárdica
reparación de las células de actividad nerviosa
equilibrio ácido básico
actividad muscular

DEFICIENCIAS
pérdida del apetito
fatiga
respiración irregular
trastornos nerviosos
ataxia
parestesia
debilidad
debilidad muscular
pérdida de minerales en los huesos

POTASIO

FUENTES
carne magra
mantequilla de cacahuate o maní
papas o patatas
plátano
leche
salmón

FUNCIONES

mantiene el latido del corazón
equilibrio de presión osmótica
mantiene el equilibrio hídrico
equilibrio ácido básico
mantiene la función nerviosa
contracción muscular

DEFICIENCIAS
debilidad muscular
latidos cardíacos rápidos e irregulares
parálisis
insomnio
muerte
nerviosismo
calambres en las piernas
anorexia
vómitos
reflejos débiles y lentos
disritmia

SODIO

FUENTES
mariscos
queso
leche
sal

FUNCIONES
contracciones musculares

función muscular
equilibrio ácido básico
transmisión de impulsos nerviosos
balance de agua
fluido extracelular
permeabilidad celular
equilibrio de presión osmótica

DEFICIENCIAS
dolores de cabeza
náuseas
vómitos
pérdida del apetito
atrofia muscular
pérdida de peso
hipertensión
membranas mucosas secas
calambres musculares

AZUFRE

FUENTES
leche
carnes
legumbres
huevos

FUNCIONES
síntesis de colágeno
metabolismo muscular

formación de vitamina B
neutralización de toxinas
coagulación de la sangre

HIERRO

FUENTES
huevos
vísceras
aves de corral
germen de trigo
hígado
papas
pan enriquecido
cereales enriquecidos
vegetales verdes
melaza
carne de res
guisantes secos
cerdo
nueces
espinacas
col rizada

FUNCIONES
producción de hemoglobina
transporte de oxígeno
resistencia al estrés
producción de energía

resistencia a enfermedades
regulación de reacciones biológicas
respiración celular
regulación de reacciones químicas

DEFICIENCIAS
uñas quebradizas
problemas respiratorios
estreñimiento
dolor de lengua
anemia
inflamación de la lengua
palidez
debilidad
sensibilidad al frío
fatiga
disminuición del sistema inmune

4
ELEMENTOS TRAZA

CROMO

FUENTES
almejas
carnes
queso
aceite de maíz
granos enteros
levadura

FUNCIONES
metabolismo de los carbohidratos
metabolismo lipídico
mantenimiento del nivel de glucosa en el suero

DEFICIENCIAS
intolerancia a la glucosa

COBALTO

FUENTES
carne de cerdo
carne de res

huevos
pescado
productos lácteos
vísceras

FUNCIONES
formación   de vitamina B12

DEFIENCIAS
fatiga
deterioro de la memoria
depresión mental
confusión mental
nerviosismo
respuestas reflejas reducidas
problemas para caminar
problemas del habla
glositis
dolor de cabeza
anemia perniciosa

COBRE

FUENTES
vísceras
pasitas
ostras
mariscos

nueces
melaza

FUNCIONES
formación de huesos
proceso de sanación
hemoglobina
glóbulo rojo
formación de enzimas
procesos mentales
uso del hierro

DEFICIENCIAS
diarrea (en bebés)
alteración de la respiración
debilidad general
llagas en la piel
malformaciones óseas

YODO

FUENTES
sal de algas marinas (yodadas)

FUNCIONES
regulación de la tasa metabólica basal
metabolismo celular

DEFIENCIAS
manos frías
irritabilidad
pies fríos
nerviosismo
cabello seco
obesidad

MANGANESO

FUENTES
plátanos
yemas de huevo
vegetales de hoja verde
hígado
granos de soya
nueces
granos enteros
café
té

FUNCIONES
activación enzimática
crecimiento esquelético
metabolismo de la grasa
producción de hormonas sexuales
metabolismo de los carbohidratos
metabolismo de la vitamina B1
uso de la vitamina E

DEFICIENCIAS
ataxia
trastornos de la audición
mareos
pérdida de la audición

MOLIBDENO

FUENTES
granos enteros
legumbres
vísceras

FUNCIONES
metabolismo del cuerpo

SELENIO

FUENTES
mariscos
hígado
carnes
riñones

FUNCIONES
mecanismos inmunes
síntesis mitocondrial de ATP

protección celular
metabolismo de la grasa

5
SALES CELULARES

FLUORURO DE CALCIO

FUNCIONES
provee a los tejidos la cualidad de elasticidad

DEFICIENCIAS
pérdida de elasticidad
hemorroides
venas relajadas
circulación lenta
arterias relajadas
piel agrietada
debilidad muscular
dolores

UBICACIÓN
paredes de vasos sanguíneos
tejido muscular
tejido conectivo
superficie de los huesos
esmalte de los dientes

FOSFATO DE CALCIO

FUNCIONES
ayuda a la sal de tejidos relacionada con la nutrición
constituyente de saliva y jugo gástrico
promueve actividad celular saludable
restaura el tono a órganos debilitados
restaura el tono a tejidos debilitados
ayuda al crecimiento
ayuda al desarrollo normal
ayuda en la digestión
ayuda en la asimilación
ayuda en la constitucióny mantenimiento de huesos fuertes

DEFICIENCIAS
atrasos
dolores severos
raquitismo
problemas dentales recurrentes
clorosis
entumecimiento de las extremidades
frialdad de las extremidades
debilidad ósea

Nat. Phos. (FOSFATO DE SODIO)

FUNCIONES

actúa como neutralizador   de ácido
ayuda al funcionamiento de los órganos
digestivos
ayuda a la asimilación de grasas y otros
nutrientes

DEFICIENCIAS

dispepsia ácida
hinchazón
orina de color oscuro
lengua amarila o dorada
insomnio
recubrimiento cremoso en la lengua
irritabilidad nerviosa
desórdenes digestivos
síntomas reumáticos

Nat. Sulph. (SULFATO DE SODIO)

FUNCIONES

regula la densidad de los fluidos intercelulares
(fluidos que bañan las células de los tejidos) al
eliminar el exceso de agua.
controla el funcionamiento del hígado.
ayuda en la eliminación de fluidos cargados de
veneno.

KALI PHOS. (FOSFATO DE POTASIO)

FUNCIONES
nervio nutriente para el comportamiento
nervioso
mantiene una disposición contenta
agudiza las facultades mentales
es una poderosa influencia en las funciones
corporales
ayuda en los casos de asma
ayuda en los casos de culebrilla
ayuda a las condiciones nerviosas

DEFICIENCIAS
nerviosismo
dolores de cabeza
insomnio
pereza
dispepsia
depresión
berrinches
languidez
cansancio
baja de vitalidad
mal humor
herpes
displicencia
mal humor

KALISULPH (SULFATO DE POTASIO)

FUNCIONES
anti friccionante
sal en forma de   lubricante
completa el proceso respiratorio
ayuda a los trastornos intestinales
ayuda al catarro estomacal
ayuda las condiciones inflamatorias para
promover la transpiración

DEFICIENCIAS
secreción pegajosa y amarillenta de la piel
secreción pegajosa y amarillenta de la
membrana mucosa
piel escaldada
cuero cabelludo escaldado
dolores fugaces
escalofrío
cambios

FOSFATO DE MAGNESIO

FUNCIONES
alivia la sal del tejido espasmódico
alivia los dolores punzantes

ayuda al sistema nervioso
complementa la acción del fosfato de potasio
alivia los dolores espasmódicos
alivia los calambres
alivia la tos
alivia la neuralgia
alivia el hipo
alivia los dolores de cabeza
alivia la flatulencia
alivia los dolores menstruales

DEFICIENCIAS
espasmos
calambres
dolores punzantes

NAT. MUR. (CLORURO DE SODIO)

FUNCIONES
ayuda el tejido de distribuciónde agua
está estrechamente asociado con la nutrición
controla el flujo de los fluidos corporales
mantiene el grado apropiado de humedad
ayuda el proceso fisiológico
ayuda en la producción de ácido clorhídrico

DEFICIENCIAS
humedad excesiva
dolores de cabeza con estreñimiento

sequedad excesiva
piel grasosa
desánimo
palidez de la piel
estreñimiento
descarga de moco acuoso
estornudos
ano crudo y/o dolorido
nariz seca y dolorosa
dolores de garganta
acidez
neuralgia facial
ojos débiles
dolor de muelas
somnolencia
fiebre de heno
padrastros
sueño sin descanso
pérdida del gusto
pérdida del olfato
digestión lenta
antojos de sal

SULFATO DE CALCIO (CAL. SULPH.)

FUNCIONES
eliminación de productos de desecho del
torrente sanguíneo
purificador y sanador de la sangre

suplementación en la acción de Kali Mur
(fosfato de potasio)

DEFICIENCIAS
acné
descomposición de la materia orgánica
lesión de tejidos circundantes

FERR. PHOS. (FOSFATO DE HIERRO)

FUNCIONES
da fuerza a las paredes circulares de los vasos
sanguíneos
da tenacidad a las paredes circulares de los
vasos sanguíneos
portador de oxígeno
remedio de primeros auxilios para hemorragias
remedio para las dolencias de la vejez
tratamiento para dolencias infantiles

DEFICIENCIAS
falta de glóbulos rojos

KALI MUR. (CLORURO DE POTASIO)

FUNCIONES
ayuda en la producción de saliva

ayuda en las primeras etapas de la digestión
complementa el sulfato de calcio
limpia y purifica la sangre
ayuda a la tos, dolores de garganta, bronquitis,
varicela, resfriado, amigdalitis, sarampión, y
paperas.

DEFICIENCIAS
la fibrina se vuelve no funcional
secreciones gruesas y blancas
síntomas que afectan la piel
síntomas que afectan las membranas mucosas
lengua blanca recubierta
heces de color claro
torpeza del hígado

6
PROTEINAS

PROTEÍNA

FUENTES
carne magra
frijoles secos
huevos
aves de corral
chícharos
pescado
mantequilla de maní, o cacahuate
leche
queso

FUNCIONES
proporcionar aminoácidos para construir y
reparar los tejidos del cuerpo
suministra energía al cuerpo
regula el balance de fluidos
fuente de nitrógeno dietético

DEFICIENCIAS
desnutrición energética
daño hepático
disminución de respuesta inmune

aumento de susceptibilidad a infecciones
edema

CARBOHIDRATOS

CARBOHIDRATOS

FUENTES
granos de cereal
frijoles secos
pastas
maíz
productos lácteos
guisantes secos
pan
papas
fruta
vegetales
jalea
azúcar
caramelos

FUNCIONES
proporciona energía para los procesos del cuerpo
proporciona energía para la actividad física
ayuda el uso de la grasa
repuestos de proteína

DEFICIENCIAS

desnutrición energética
pérdida de peso
pérdida de masa muscular

SOBRE LA AUTORA

Escribí este libro para que tanto niños como adultos conozcan los beneficios de comer ciertos alimentos. El conocimiento es poder; dando la capacidad a todas las edades para que se vuelvan más saludables en cuerpo y mente.

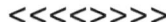

www.ingramcontent.com/pod-product-compliance
Lightning Source LLC
Chambersburg PA
CBHW071245280526
45788CB00004B/1593